AF469806

UNE

CONSULTATION MÉDICALE DU XVe SIÈCLE

LE GALÉNISME

PAR

Le Docteur Jules BASSET

Professeur à l'École de Médecine de Toulouse
Médecin en chef de l'Hôtel-Dieu
Membre de l'Académie des Sciences, Inscriptions et Belles-Lettres
Membre de la Société de Médecine de Toulouse, etc.

TOULOUSE
IMPRIMERIE Louis et Jean-Matthieu DOULADOURE
Rue Saint-Rome, 39

1874

Extrait des Mémoires de l'Académie des Sciences, Inscriptions et Belles-Lettres de Toulouse.

7e SÉRIE, TOME VI, pag. 563 à 598.

UNE

CONSULTATION MÉDICALE DU XVE SIÈCLE

LE GALÉNISME

Par le Dr BASSET.

La consultation qui fait l'objet de ce travail n'a rien de commun avec ces consultations orales du XVIe et du XVIIe siècles, où, s'il faut en croire Riolan (1), tout se passait en miel et en douceur; à peu près comme dans la consultation de l'*Amour médecin*, quand M. Desfonandrès insiste pour que son confrère Tomès lui passe l'émétique, consentant à lui passer tout ce qu'il voudra pour le premier malade dont il sera question. Les savants docteurs de cette époque ne sont intraitables que pour les médecins du dehors, c'est-à-dire les confrères étrangers de la Faculté, et encore n'est-ce que pour se conformer au règlement (2). S'ils discutent, ils ne discutent que sur la forme; car ils se mettent aisément d'accord sur le fond. Mais sur la forme, par exemple, ils discutent longtemps, si longtemps quelquefois, qu'on laisse bravement mourir le malade pendant cette contestation.

Il est vrai de dire que c'est Molière qui nous représente ainsi les médecins de son temps, et nous savons heureusement pour leur réhabilitation qu'il partageait sur leur compte l'opinion

(1) Curieuses recherches sur les escholes en médecine de Paris et de Montpelier (par Riolan), Paris 1651. In-8º.

(2) Le règlement était formel : « Nemo cum empiricis aut a collegio medicorum Parisiensium non probatis medica consilia ineat. »

de don Juan, qui s'écrie, dans une scène du *Festin de Pierre :* « Un médecin est un homme que l'on paie pour compter des fariboles dans la chambre d'un malade jusqu'à ce que la nature l'ait guéri, ou que les remèdes l'aient tué. »

Beaucoup moins amusante mais un peu plus instructive que les consultations de l'immortel auteur du *Malade imaginaire*, celle que l'on va lire à défaut d'autre mérite, est curieuse par sa date et authentique par son origine. J'en dois la communication à l'obligeance de M. Baudouin.

Notre confrère découvrait, il y a quelque temps, dans les Archives de la Haute-Garonne, un manuscrit de Jean de Tornamire.

Ce manuscrit, sur papier in-folio, dont les feuillets n'ont pas été plus épargnés par les ravages du temps que la reliure, contient les commentaires de plusieurs livres de Galien. Il est divisé en douze cahiers de six feuillets chacun, à deux colonnes de texte, dont plusieurs sont incomplets par la disparition de quelques pages. La reliure, en ais de bois à moitié vermoulu, aujourd'hui à peu près détachée, est encore habillée d'une peau chamoisée jadis verte. Chose rare et digne d'être notée, à une époque où le nom du copiste reste souvent inconnu, l'écriture, qui est évidemment de la même main jusqu'au feuillet 118, est signée de Jean Caverius, bachelier en médecine, ainsi que nous l'apprend la traduction de la mention suivante, qui termine l'exposition des six livres des maladies internes : « Celui qui l'a transcrit, que Dieu le bénisse, s'appelle Jean, et porte le nom de Caverius, auquel le Dieu Trinus et Unus a donné l'être, qu'il lui donne aussi ses fruits et sa science !

» Ecrit le 29e jour d'avril de l'an 1448 (1). »

(1) A la fin du manuscrit de Caverius (feuillet 118), nous trouvons les vers suivants :

Laus tibi Maria, quia expositio explicit ista
Super sex libris de interioribus membris.
Proprium nomen Johannes dicitur esse
Actorisque hujus de Tornamira junctus.
Johannes vocatur qui scripsit, benedicatur,
Cujus cognomen Caverii dicitur esse,
Cui dedit esse qui vivit trinus et unus
Det sibi fructus et scienciam hujus.

« Fuit scriptum 29 die mensis aprilis anni 1448. »

Professeur, doyen et chancelier de la Faculté de Montpellier, dans la deuxième moitié du XIVe siècle, Jean de Tornamire est, au moyen âge, avec Guy de Chauliac, une des plus grandes figures médicales de cette célèbre Faculté, qui avait la prétention de remonter en ligne directe jusqu'aux pures traditions de la médecine grecque, et qui avait reçu des papes, comme sa puissante rivale de Paris et notre antique faculté de Toulouse (1), le privilége d'enseigner par toute la terre. Connu surtout par la traduction du 9e livre de Rhazès, dédié à Almansor, il commentait comme professeur, en 1365, 67 et 69, « avec l'aide de Dieu, qui daignait lui en accorder le mérite, » les œuvres de Galien (2).

La précieuse découverte de notre collègue pourrait nous donner l'heureuse occasion de collationner les différentes éditions des œuvres de Tornamire, dont la plus ancienne est de Jehan Trestchel, Lyon 1490, avec le manuscrit de Caverius. Elle permettrait surtout de livrer à la publicité certains Commentaires inédits ou mal connus, comme le *Commentum de ingenio sanitatis* ou le *Commentum super Galenum de interioribus*, que les plus savants bibliographes en médecine, Eloy, Leclercq, Sprengel, croient pouvoir lui attribuer, sans être sûrs de leur assertion.

Mais nous laisserons volontiers à de plus érudits cette tâche, aussi honorable qu'ardue. Nous nous contenterons modestement de signaler aux biographes futurs de Tornamire les rectifications que nous fournit ce manuscrit, et surtout une note inédite de M. de Blégier-Pierregrosse, retrouvée dans les Archives de la

(1) Grégoire IX, l'an 1233, par sa bulle de fondation de l'Université de Toulouse, ordonne que ladite université jouira des mêmes priviléges que celle de Paris et de plus « *quicumque Magister ibi examinatus et approbatus fuerit in qualibet facultate, ubique sine alia examinatione, regendi liberam hobeat potestatem.* » Hélas! combien les temps sont changés. Dans la création des nouvelles facultés de médecine on oublie non seulement notre passé glorieux, mais on ne tient nul compte des justes raisons qui militent en faveur de la transformation de notre école.

(2) On lit à la première page du manuscrit : « Ego Johannes de Tornamira, decanus studii Montispessulani, librum *de interioribus* tibi expono anno 18 mei ordinarii cum laude dei qui virtutem mihi largiri dignatus est hoc opus egregium explicandi. »

Haute-Garonne, qui contient les détails les plus précis, basés sur des documents historiques (1).

D'après ces documents, nous savons que Jean de Tornamire (Johannes de Tornamira) est né en 1330 à Pouzols, village de l'Albigeois (2), situé à une lieue et demie au sud-ouest d'Albi, et non, comme le prétend Astruc, le savant auteur de l'Histoire de la Faculté de Montpellier, dans une petite localité du Rouergue, Tornamire, dont il aurait pris le nom. C'est une illustration de plus, et ce n'est pas la moins glorieuse que l'Albigeois peut justement revendiquer. Il étudia fort jeune la médecine à l'Ecole de Montpellier, et dès l'âge de 19 ans, il commença de se livrer au professorat.

Nous le retrouvons doyen de la Faculté en 1365, ayant à peine 35 ans; il devait même l'être déjà depuis quelque temps (3).

A cette époque, les papes, qui avaient transféré leur siége à Avignon, choisissaient ordinairement leurs médecins parmi les professeurs les plus distingués de Montpellier. Arnaud de Villeneuve, Guillaume de Bresse, Jean d'Alais, furent les médecins de Clément V. Guy de Chauliac l'avait été d'Urbain V; Jean de Tornamire fut attaché en cette qualité, en 1387, à la cour de Clément VII (4). C'est alors qu'il soigna ce jeune cardinal, Pierre

(1) M. de Blégier-Pierregrosse, membre de la Société archéologique de Toulouse, s'étant occupé des auteurs qui appartiennent au département de Vaucluse, communiqua, en 1838, à M. Belhomme, archiviste du département de la Haute-Garonne, une note biographique qui est le résumé du témoignage de Tornamire dans le procès-verbal de canonisation du cardinal Pierre de Luxembourg (manuscrit sur vélin, déposé dans la bibliothèque du musée Calvet à Avignon.)

(2) Pouzols ou Poulan-Pouzols (Tarn), arrondissement d'Albi, canton de Réalmont.

(3) Ainsi que le prouve le texte suivant (manuscrit de Caverius, folio 47, archives de la Haute-Garonne) : Ego Johannes de Tornamira, decanus studii Montispessulani librum *de mala complexione* tibi expono anno 16o mey ordinarii cum laude Dey qui virtutem mihi largiri dignatus est hoc opusculum exponendi anno 1365.

(4) Clément VII (Robert de Genève), évêque de Térouanne, puis de Cambrai, est considéré par l'Eglise comme un anti-pape. Il fut élu le 20 septembre 1378 à Fondi, ville de Campanie, par seize cardinaux qui avaient pris part à l'élection d'Urbain VI, quelques mois auparavant, et qui prétendaient que l'élection était nulle en raison de la violence qu'ils avaient subie. Ce fut l'origine du grand schisme d'Occident qui ne cessa qu'à la suite des conciles de Bâle et de Constance. Le vrai pape romain Clément VII est Jules de Médicis élu en 1523.

de Luxembourg, décédé à l'âge de dix-neuf ans, à Villeneuve-les-Avignon, et que l'Eglise s'empressa de béatifier. Jean de Tornamire figura comme témoin dans le procès de la canonisation.

A la date du 14 avril 1390, on retrouve dans les procès-verbaux son témoignage très-complet, qui nous fournit les détails biographiques que nous rapportons, et dont l'exactitude ne saurait être mise en doute, car ils sont fournis par Tornamire lui-même.

On est peut-être étonné de lui voir jouer un rôle dans une béatification; mais en ces temps de foi religieuse où les clercs étudiaient et se livraient encore à l'étude et à l'exercice de la médecine, ce qui permettait à certains médecins du pape d'en être les chapelains, la piété était vive et les croyances profondes, même dans les écoles et les universités. Tornamire nous en donne une preuve dans une circonstance bien cruelle pour le cœur d'un père. Marguerite, sa fille, femme de Pierre Saine, était à peine âgée de dix-huit ans, lorsqu'elle fut atteinte d'un cancer au sein. Jugeant bientôt que le mal était incurable, il laisse de côté toutes les ressources de l'art et demande à Dieu et au bienheureux cardinal Pierre de Luxembourg, mort depuis peu à Avignon en odeur de sainteté (1), la guérison de sa fille. Le savant doyen avait soigné et assisté ce saint cardinal à son lit de mort, et la résignation angélique avec laquelle il lui avait vu supporter ses maux, endurer ses souffrances, lui avait inspiré une grande dévotion pour ce serviteur de Dieu. Etant parvenu à obtenir un petit morceau des linceuls du cardinal, quelques filaments de la corde nouée qui ceignait ses reins en guise de cilice, il conseilla à Marguerite d'appliquer ces objets vénérés sur le cancer qui lui rongeait le sein. Alors, dit-il dans son témoignage, par un effet de la miséricorde divine, récompense de sa foi, sa fille fut guérie.

Après cette guérison miraculeuse, on comprend parfaitement la présence de Tornamire dans un procès de béatification. Agé

(1) Pierre de Luxembourg, évêque de Metz, mort à l'âge de 19 ans, fut béatifié en 1390, par l'anti-pape Clément VII, Robert de Genève, et canonisé par le vrai pape Clément VII, Jules de Médicis, en 1527.

de soixante ans, il était alors doyen de la Faculté ; plus tard, il en devint chancelier.

Les fonctions de chancelier à la Faculté de Montpellier étaient la dignité la plus élevée ; le doyen n'occupait que le second rang, ayant pour fonction spéciale de surveiller la direction des études, de prescrire les matières des cours et de remplacer le chancelier en cas d'absence. Le chancelier était le chef de la Compagnie; il veillait à la conservation des registres, à l'observation des statuts, signait les lettres de doctorat et les revêtait du sceau de la Faculté; nommait les chirurgiens et les apothicaires de la ville, inspectait l'exercice de ces professions. Cette charge, au lieu d'être bornée à quelques années d'exercice, comme le décanat, fut viagère et élective jusqu'en 1664. A partir de cette époque, le roi s'attribua la nomination directe (1). On comprend que ce décanat à vie n'était donné par les collègues qu'à la fin d'une longue et laborieuse carrière professorale, en récompense des services rendus ; et, à ce titre, nul ne fut plus méritant que Tornamire. Nous le retrouvons en 1401, à 71 ans, remplissant les fonctions de cette charge honorifique. Combien de temps l'occupa-t-il, nous ne pouvons le dire; car nous ignorons la date précise de sa mort. Mais, il est à présumer d'après celle de sa naissance, que c'est dans les premières années du xve siècle. Il est donc inadmissible, comme le prétend René Moreau, qu'il professât en 1450 ; il aurait eu plus de 130 ans, et l'erreur de Wolfgang Justus, qui soutient qu'il vivait en 1504, est encore bien plus grossière.

L'influence considérable dont jouit Tornamire pendant sa vie, et la grande estime qu'on avait pour ses *Clarificatorium*, s'étendit jusqu'à la fin du xvie siècle. Le pape Urbain V donnait déjà vers 1365, ses Commentaires à son Collége des douze médecins (2), et on s'empressait peu d'années après la découverte de Gutenberg, d'imprimer ses principales œuvres. On les réim-

(1) François Ranchin fut un des derniers chanceliers élus de 1612 à 1641.

(2) D'Aigrefeuille, *Histoire ecclésiastique de Montpellier*.

prima plusieurs fois dans le siècle suivant, ce qui prouve évidemment le grand cas qu'on en faisait.

Et cependant, malgré l'intérêt que peuvent présenter ces nouveaux détails et les rectifications importantes de la biographie jusqu'ici à peu près ignorée ou erronée de ce savant professeur, qui occupe une grande place dans la médecine du moyen âge, je n'aurais point entretenu l'Académie de ce sujet si les dernières pages de ce manuscrit n'eussent renfermé un éclaircissement théorique (*Clarificatio speculativa*), une consultation raisonnée de Pierre Ferrand, à la date de 1455, écrite et signée de sa main, sur la maladie de Mgr Jean du Châtel (Johannes de Castro), évêque de Carcassonne.

Les documents de ce genre, d'une date aussi ancienne, sont rares dans les annales de la médecine; on ne saurait trop les conserver comme de précieux jalons, de vrais montjoies qui, dans cette période obscure et mal connue, marquent les étapes des progrès de l'art médical.

Mieux que les Commentaires volumineux, que les éclaircissements interminables, que les *Clarificatorium*, ainsi qu'on les appelait au XIVe et au XVe siècles, qui, à force de commenter et de subtiliser, avaient entièrement dénaturé les doctrines du maître, les consultations raisonnées nous permettent d'apprécier les théories régnantes de l'époque et la manière de s'en inspirer dans la pratique de la médecine.

Parmi les rares documents de ce genre antérieurs à la consultation qui forme l'objet de ce travail, un des plus anciens, à coup sûr, est la lettre de Fulbert à Adalbéron, qui date du Xe siècle. Cette lettre, insérée dans le *Recueil des historiens des Gaules*, a été publiée dans les Singularités médicales de notre excellent maître et ami le docteur Desbarreaux-Bernard. Elle est adressée par le savant moine Fulbert, qui devint évêque de Chartres, et que l'Eglise a placé au nombre de ses saints, à l'évêque de Laon, le contemporain, l'homonyme d'Adalbéron, archevêque de Rheims, le plus considérable, à cette époque, des prélats français.

Dans cette lettre de Fulbert, écrite avant l'an 1007, date de son élévation à l'épiscopat, nous apprenons qu'il préparait lui-même les remèdes qu'il conseillait, et qu'il était aussi habile apothicaire que savant médecin.

L'exercice de ces deux professions se confondait à cette époque, et ce n'est que plus tard, au XIIe siècle, qu'elles devinrent distinctes. Il n'y a dans ce fait rien de surprenant ; car dans cette période du moyen-âge la médecine, comme toutes les sciences, était réfugiée dans les cloîtres. La plupart des médecins étaient chanoines ; ceux qui n'étaient ni prêtres ni même clercs, par une bizarrerie inexplicable n'en étaient pas moins assujettis au célibat. Cette obligation survécut pendant de longues années aux décrets des Conciles, qui proclamaient l'incompatibilité de l'exercice de la médecine avec l'état religieux.

Quant aux prêtres, ils n'abandonnaient l'exercice de l'art qu'en étant élevés aux dignités sacerdotales, ainsi que le prouvent les autres lettres de Fulbert à Foulques, évêque d'Orléans, et publiées dans le même *Recueil des historiens des Gaules*.

Ces vœux de célibat, qui aujourd'hui éloigneraient peut-être beaucoup de jeunes gens de cette profession, cette réglementation ecclésiastique de la pratique médicale, si loin de nos mœurs, ne doivent point nous étonner. Il ne faut pas oublier que jusqu'au XIIIe siècle, à côté d'une société mondaine, grossière, ignorante et laïque, il existait une autre société féodale grave, sévère, composée des plus hautes intelligences et des esprits les plus actifs, qui dirigeait les âmes et gouvernait les nations. Ayant adopté, pour établir et faciliter l'universalité des relations, la langue impérissable de Rome, elle conservait pieusement, avec un monopole exclusif, le culte de la science et des lettres antiques. C'est peut-être la seule époque de l'histoire qui présente cet étrange phénomène de deux sociétés toutes différentes de développement, vivant côte à côte sans se confondre, l'une gardant les traditions scientifiques, l'autre végétant dans son ignorance, ce qui faisait dire à Nicolas de Clairvaux : « Autant les hommes l'emportent sur les brutes, autant les clercs surpassent les laïques. » Cette prépondérance n'était que juste ; l'intelligence doit dominer la force.

Mais, peu à peu, l'enseignement scientifique qui se donnait à l'ombre de l'Eglise épiscopale, et qui n'était que la continuation de ces écoles palatines fondées par Charlemagne, va se séculariser au XIIe siècle, abandonner les cloîtres de la cathédrale ou la maison de l'évêque, et fonder à Paris, sur la montagne Sainte-Geneviève, avec Guillaume de Champeaux, le premier établissement de ce centre d'études, appelé depuis lors le quartier latin.

Cette renaissance littéraire et scientifique du Xe siècle, après les invasions normandes, qui avaient porté un rude coup aux institutions et à la civilisation carlovingienne, va en s'épanouissant au XIe et au XIIe. C'est l'époque de la théologie et de la scolastique, qui n'est, selon l'expression de M. Cousin, que l'emploi de la philosophie, comme simple forme, au service de la foi, et sous la surveillance de l'autorité religieuse. Mais il est facile d'y reconnaître le premier symptôme du réveil de la raison humaine, les premières atteintes que le libre examen porte à l'autorité. C'est le siècle de Roscelin et de saint Anselme, des Nominaux et des Universaux, ressuscitant au moyen âge la lutte des deux immortelles écoles de l'idéalisme et de l'empirisme, de Platon et d'Aristote. Les disputes des élèves commencent à préparer cette liberté de l'enseignement en dehors de l'Eglise, qui se manifeste au XIIIe siècle, d'une manière certaine, par la fondation des universités de Paris, Montpellier, Toulouse et d'autres grandes villes.

La médecine, étudiée jusqu'alors d'une façon presque secondaire dans le *quadrivium* dont elle faisait partie, va posséder un enseignement distinct et spécial qui formera dans l'université la Faculté de médecine, *Facultas saluberrima medicinæ*, ou plutôt la Faculté des physiciens, *physicorum Facultas*, *Facultas in physica;* car le nom de médecin est relativement moderne.

A partir de ce moment, nous voyons apparaître les Commentaires de Galien et de Rhazès, et pendant cette longue période, qui s'étend de la fin de l'empire romain et de la disparition de la civilisation gréco-latine à la chute de l'empire grec et à la renaissance de la civilisation moderne, nous pouvons juger de l'influence des doctrines du médecin de Pergame et de l'autorité de la médecine galénique.

Les circonstances, sans doute, ont favorisé la propagation de ces doctrines; mais il faut convenir que la forme dans laquelle elles étaient présentées devait, au moyen âge, plaire singulièrement aux adeptes de la médecine, et même encore longtemps après, tant que cette philosophie scolastique dont nous parlions tout à l'heure était restée florissante, ou n'avait point perdu complétement son prestige.

Grand par son intelligence, par sa philosophie, par ses connaissances scientifiques, Galien appartient à son époque et reflète le milieu où il a vécu. Né à Pergame au IIe siècle de notre ère, dans cette ville émule et rivale d'Alexandrie, où l'on discutait avec passion dans les écoles nombreuses des rhéteurs; disert, verbeux et prolixe souvent, mais toujours dialecticien, il était prédestiné à être l'oracle d'une époque où le raisonnement et la dialectique, dégénérés en véritable manie raisonnante, occupaient la première place.

Sa doctrine médicale, qui porte le nom d'*Humorisme*, parce qu'il faisait jouer un rôle considérable aux quatre humeurs principales, dont le trouble engendrait toutes les maladies : le sang, la bile, la pituite et l'atrabile, qui venaient du foie, ou qui s'y rendaient; cette médecine humorale a même dépassé l'époque du moyen âge; car elle est restée celle des gens du peuple, dont le langage rappelle celui de la science il y a deux cents ans.

Aujourd'hui même, je ne serais pas trop éloigné de croire que la préoccupation des *humeurs peccantes* ne vienne troubler la quiétude et le doux *far niente* de plus d'un commerçant retiré qui volontiers se laisserait encore effrayer par les terribles imprécations dont Purgon accable son malade : « Je vous abandonne à votre mauvaise constitution, à l'intempérie de vos entrailles, à la corruption de votre sang, à l'acreté de votre bile, à la féculence de vos humeurs. »

Sans trop s'arrêter à l'acreté de la bile et à la féculence des humeurs, il faut rendre justice à cet anatomiste habile pour son temps, physiologiste ingénieux, médecin convaincu de la nécessité de l'observation éclairée par la raison. Vrai philosophe qui a appris de son père à dédaigner les honneurs et la gloire, et qui ne laisse altérer la paix de son âme ni par les injures des hommes ni par leur injustice ; professant autant de dédain pour la fortune que pour la popularité, il reste insensible aux flatteries des uns et aux blâmes des autres; car il sait qu'il est aussi impossible de concilier tous les suffrages que de posséder toute chose. Pour les biens du corps, il lui suffit de jouir d'une bonne santé, de n'avoir ni faim ni soif, d'être à couvert contre le froid; tout le reste lui est indifférent. C'est bien le médecin philosophe d'Hippocrate, dont son maître Stratonicus lui avait inculqué les doctrines qu'il devait, à son tour, répandre dans le monde, en leur donnant plus d'éclat et plus d'autorité.

L'absolutisme que le dogme chrétien intronise dans la foi, et qui a le tort, au moyen âge, de s'étendre jusque dans la science, a protégé ses œuvres comme un évangile scientifique. On ne jure en médecine que sur sa parole : Galien l'*a dit;* c'est la formule magique, l'argument péremptoire qui répond à toutes les objections et qui immobilise tout progrès en empêchant les découvertes et arrêtant l'essor des novateurs. Pendant *quatorze* siècles, il est le dictateur de la science médicale, comme Aristote l'est de la philosophie.

La Grèce, notre initiatrice, est restée longtemps notre modèle. Par une heureuse destinée, ce berceau fécond des connaissances humaines, cette patrie de Platon et d'Aristote, d'Homère et de Pindare, d'Hippocrate et de Galien, a été le foyer privilégié de la philosophie, de la poésie et de la médecine, dont le rayonnement a atteint une si brillante splendeur. C'est là, sous la protection idéale et divine d'Apollon et d'Esculape, que se développe de bonne heure l'art médical avec ses théories diverses et ses systèmes opposés.

Sans tenir compte de l'époque théurgique de la médecine, ce qu'on pourrait appeler la clinique du temple d'Epidaure, qui existe inévitablement dans l'enfance de tous les peuples, car elle est basée sur la crédulité superstitieuse de l'ignorance, nous retrouvons déjà au temps d'Hippocrate, 400 ans environ avant notre ère, deux grandes écoles rivales, et dont l'origine remonte, par des témoignages certains, à une bien plus haute antiquité : l'Ecole de Gnide, qui nous a laissé les Sentences gnidiennes, attribuées à Euriphon, et l'Ecole de Cos. L'Ecole de Gnide ne s'attache qu'à l'étude isolée des symptômes ; dédaignant le raisonnement, comme inutile et même dangereux, elle s'en tient exclusivement à l'expérience et aboutit à l'empirisme le plus complet. Aron, d'Agrigente ; Philinus, de Cos ; Sérapion, d'Alexandrie, sont les représentants les plus célèbres de cette école.

L'Ecole de Cos, ou du naturisme, dont Hippocrate est l'immortel fondateur, se rattache d'une manière étroite et directe à la philosophie pythagoricienne. Elle a eu pour précurseur ce vigoureux athlète d'esprit et de corps qui réalise d'une manière complète l'adage ancien, trop dédaigné de nos jours : *Mens sana in corpore sano*. Pythagore, comme bien d'autres intelligences supérieures de ce temps, fut à la fois un philosophe et un médecin. C'est la gloire de notre art que ces liens étroits, cette solidarité inéluctable qui a toujours existé entre la médecine et la philosophie, entre l'étude physique de l'homme et son étude morale et intellectuelle, pour se prêter un mutuel appui.

Dans le naturisme, qui admet une puissance, une force conservatrice et réparatrice de la santé, le médecin est avant tout l'interprète et le ministre intelligent de la nature, pour la soutenir si elle défaille, écarter les complications et les obstacles, la ramener à sa direction normale, si elle s'en éloigne, et la seconder toujours dans ses efforts : *Quo natura vergit eo ducendum*. Et malgré ses détracteurs, ses ennemis acharnés, qui depuis Asclépiade, reprochent bien injustement à son expectation, de n'être qu'une méditation sur la mort, elle occupera toujours dans la vraie médecine une grande place.

Elle a traversé déjà bien des siècles, tantôt dénaturée ou travestie par ce besoin inhérent à l'homme de changer ou de transformer les meilleurs systèmes, mais en conservant le fond de la doctrine. Ainsi, au IIe siècle, c'est le pneumatisme d'Athénée, qui ne jouit que d'une vogue éphémère ; car Galien ne tardait pas à lui donner le coup de grâce, en complétant et développant par d'immenses recherches les doctrines d'Hippocrate. Le naturisme triomphe alors de tous les obstacles et arrive, jusqu'au XVIe siècle, à l'archéisme de Vant-Helmont, plus-tard à l'animisme de Stalh; enfin au vitalisme de Bordeu et de Barthez. Mais toutes ces transformations, toutes ces forces, le *pneuma*, l'*archée*, l'*âme*, le *principe vital*, qu'on essaie de substituer à l'influence de la nature, n'ont été que des adultérations malheureuses du naturisme, qui sont justement tombées dans l'oubli. Il vaut mieux s'en tenir, d'après l'observation, à la nature seule, qui est une force qu'on ne définit pas, qui est à la fois, comme le dit Buffon, la cause et l'effet, le mode et la puissance, le dessein et l'ouvrage, sans essayer d'en indiquer l'essence hypothétique.

Pour ceux qui n'admettent pas que la vie est une propriété de la matière, mais qui croient, au contraire que la vie est une cause à laquelle la matière obéit, que l'organisation n'explique pas complétement les fonctions, qu'elle ne rend pas compte du développement des êtres, ni de la conservation de leur forme à travers la rénovation continuelle de leur substance, pour ceux-là le fond des doctrines d'Hippocrate et de Galien, le naturisme, est une de ces vérités immuables que le temps ne peut jamais détruire.

On peut supposer avec quelque vraisemblance que ce souffle de spiritualisme qu'on retrouve dans cette doctrine a pu contribuer, aux époques de foi chrétienne, à son crédit, à son influence, à son autorité. Mais il est juste aussi de reconnaître que des circonstances inattendues, après le bouleversement des invasions barbares, lui sont venues grandement en aide pour favoriser sa diffusion.

La conquête de l'Egypte, en 540, par Amrou, et la prise d'Alexandrie, alors le foyer des arts, des lettres et des sciences, achevèrent de faire disparaître les derniers vestiges de la civilisation gréco-latine. Pour comprendre ce résultat, il n'est pas besoin même de faire intervenir le fameux incendie de la bibliothèque de Ptolémée, déjà bien réduite à cette époque par plusieurs catastrophes; car, que le fait soit vrai, ce qui paraît probable avec le caractère du vainqueur, ou qu'il soit apocryphe, comme le croient aujourd'hui des historiens autorisés, cette invasion arabe et la dispersion des manuscrits dans des mains illettrées, suffisent assez pour expliquer la nuit presque subite qui se fit dans l'intelligence humaine.

Cette éclipse ne fut pas heureusement de longue durée : les princes musulmans, les califes, à mesure que la ferveur de leur prosélytisme farouche s'apaisait, devinrent les protecteurs des arts, des sciences, du commerce et des lettres ; ils ouvrirent des écoles, fondèrent des académies, et celle de Bagdad acquit bientôt une grande renommée. Alors, on fit les plus grands sacrifices pour retrouver les manuscrits échappés à la dispersion ou à l'auto-da-fé. On les faisait traduire en arabe, on les multipliait de tous côtés pour les répandre davantage et essayer de refaire ce qu'on avait volontairement détruit. On retrouva quelques fragments des œuvres d'Hippocrate et de Galien. Avec ces débris, il se fit une médecine arabe qui, en apportant son contingent de choses nouvelles, et principalement au point de vue thérapeutique, nous a transmis le galénisme. Rhazès, Avicenne, Averrhoès, Albucasis, Avenzoar, sont les principaux vulgarisateurs de la médecine galénique.

La célèbre Ecole de Salerne, qui jouit du xe au xiiie siècle d'une si grande réputation, contribua aussi à propager en Europe les doctrines de Galien.

On retrouve même les principes d'hygiène de cette doctrine dans les curieux Préceptes écrits et composés en vers léoniens par Jean le Milanais, pour Robert de Normandie, fils de Guillaume-le-Conquérant, ainsi que le prouve le premier Aphorisme (traduction en vers français de Levacher de la Feutrie).

Si tu veux de tes ans prolonger la durée,
Soupe peu ; du vin pur ménage la versée.
Marche après ton repas ; ne dors point dans le jour.
De l'urine et des vents crains en toi le séjour ;
Chasse loin les soucis, évite la colère :
C'est ce qu'écrit Salerne au bon roi d'Angleterre.

Les deux grandes Ecoles rivales de Paris et de Montpellier

passaient leur temps alors et mettaient leur gloire à commenter Galien. Galien était le principe et la fin, l'alpha et l'oméga de la science médicale; il devait suffire à résoudre tous les problèmes, à surmonter toutes les difficultés de la pratique. C'est ainsi qu'Avenzoar, un des plus illustres médecins de l'Ecole arabe, né à Séville au commencement du XIIe siècle, et qui fournit une carrière aussi longue que brillante, car il mourut, dit-on, à 105 ans, nous raconte dans la ferveur de son culte pour Galien, le fait suivant, cité par Eloi :

« Un jour qu'il était embarrassé par un cas difficile, pour lequel il avait interrogé plusieurs médecins sans savoir quel parti prendre, il alla consulter son père, qui demeurait dans une ville fort éloignée de la sienne. Le bon vieillard se contente pour toute réponse de lui indiquer un passage de Galien qu'il lui ordonne de lire, ajoutant que s'il ne venait point à bout, après l'avoir lu, de guérir cette maladie, il ne devait jamais s'attendre à réussir. Cet avis eut tout le succès qu'il pouvait désirer; il guérit son malade, ce qui donna beaucoup de satisfaction à l'un et à l'autre. »

L'auteur de notre consultation, Pierre Ferrand, est aussi enthousiaste qu'Avenzoar de la doctrine galénique. Comme lui il ne tâche de guérir ses malades qu'en lisant Galien, et sa clinique, ainsi qu'on peut le constater dans cette consultation raisonnée, n'est qu'un commentaire des œuvres du médecin de Pergame.

UNE CONSULTATION AU XVe SIÈCLE (1)

Eclaircissement théorique du cas de révérendissime père et seigneur en Jésus-Christ, Monseigneur Jean, évêque de Carcassonne (2) faite par moi Pierre Ferrand, l'an du Seigneur 1455, et le sixième jour de septembre.

« Galien, dans le second livre des maladies internes, indiquant les choses dont le médecin doit surtout s'enquérir en vue du traitement des maladies, s'exprime ainsi : « Si tu veux « acquérir une bonne renommée et être recherché par tout le « monde pour tes connaissances en médecine et non pour ton « talent de rhéteur, cela ne tient qu'à toi; voici ce qu'il faut « faire. Lorsque tu trouveras un organe souffrant examine d'abord « si la maladie est spontanée ou si elle procède d'une autre.

« Tu rechercheras ensuite quelle est sa nature. Tu reconnaî- « tras ainsi quel est l'organe affecté, quelle est la cause du mal « et quel est le traitement qui lui convient. »

« Ces paroles démontrent que, dans le traitement des maladies, il y a quatre choses qui doivent particulièrement fixer l'attention du médecin.

« C'est pourquoi, suivant le précepte de Galien, je recherche dans la maladie de Monseigneur 1° quel est l'organe affecté, 2° quel est le genre de lésion dont il est atteint, 3° quelle en est la cause, et 4° enfin, j'examinerai si la maladie est essentielle ou symp-

(1) Voir le texte latin, page 593

(2) Il se nommait Jean du Chastel. Voici l'article du *Gallia Christiana* qui le concerne : *Joannes* IV. *Hic ille est Johannes de Castro qui e Nemausensi ad quem e Viennensi migraverat invitus, ad Carcassonensem ecclesiam traductus est bulla Pontificia data* VII, *cal. Julii an. 1456.*

tomatique. Ces questions étant résolues, le traitement sera facile à établir.

« 1° Je viderai la première question en me basant sur cet axiôme de Galien (de morbo, capitulo 1°), démontrant qu'un organe est sain lorsqu'il accomplit librement ses fonctions, et qu'un organe est malade lorsqu'il ne les accomplit pas ou ne les accomplit qu'avec une difficulté plus ou moins manifeste. Dans le cas de Monseigneur la vessie ne peut remplir ses fonctions si ce n'est avec une difficulté manifeste. Donc la vessie est malade et par conséquent elle est le siége du mal. Cela est d'autant plus évident qu'elle ne peut plus retenir l'urine comme elle le devrait, ni l'expulser sans provoquer de la douleur et un sentiment de chaleur ardente.

« 2° Quant à la deuxième question, — quelle est la maladie de la vessie ? — je suivrai pour la résoudre cet autre précepte de Galien (in secundo Cogni. canone 13° A) qu'il faut se placer à trois points de vue différents ou au moins à l'un des trois *(vel ex uno trium)* pour reconnaître les maladies de la vessie et celles de tous les organes internes ; ces points de vue sont 1° les lésions de fonctions, 2° les excrétions qu'elles déterminent et 3° les douleurs locales.

« En étudiant donc les diverses maladies de la vessie résultant de la lésion des fonctions, il faut poser en principe ce passage de Galien (in secundo Cogni. in canone 4 A) dans lequel il dit : « Que les fonctions physiologiques de cet organe peuvent être dérangées légèrement, médiocrement ou absolument, d'où il suit que la fonction lésée (actio lesa) est tantôt supprimée, tantôt amoindrie et tantôt altérée.

« Donc l'action expulsive de la vessie qui consiste à chasser l'urine est quelquefois totalement supprimée, d'où il suit qu'elle n'excrète pas d'urine et qu'elle retient toute celle qu'elle renferme. Tantôt l'action expulsive est amoindrie, et alors au lieu de chasser toute l'urine, elle en conserve une partie.

« Ces deux altérations, l'amoindrissement ou la suppression, appartiennent au même genre de maladie et sont dus à la même cause, ils ne diffèrent entre eux que par leur degré d'intensité. C'est ce que Galien fait remarquer au chapitre VI *de morbo.*

« Ces deux signes tirés de la force expulsive de la vessie, c. à. d. que cette force soit annihilée ou suspendue, constituent la strangurie, et Galien dit à ce sujet (V 1 *de morbo*) « qu'il « existe deux espèces de strangurie, la première lorsque la « vessie ne peut pas chasser l'urine, et la seconde lorsque le col « de cet organe est *opilatum*, c. à. d. obstrué.

« Maitre Jean de Tornamire, dans son exposition sur le sixième livre *de morbo* (de Galien), dit que la strangurie est causée par un obstacle à la sortie de l'urine, soit qu'il y ait rétention complète, soit que l'émission de l'urine se fasse avec plus ou moins de difficulté. Il dit encore dans son *clarificatorium*, en exposant la théorie de Rhazès au chapitre de la strangurie, qu'il y a strangurie quand la rétention est complète, l'action de la vessie étant absolument nulle, et lorsque cette action est seulement diminuée; c'est à cause de cela que l'on donne à ce phénomène le nom de strangurie, du verbe *stringo, stringis*, parce que l'urine est à la fois comprimée et retenue.

« Faisant l'application de ces principes à la maladie de Monseigneur, nous voyons que la force expulsive de la vessie n'est ni totalement annihilée ni diminuée, puisque l'urine n'est pas retenue et que le malade pisse assez, bien qu'à différentes reprises. Donc, sa maladie n'est pas la strangurie.

« Lorsque cette action expulsive est altérée, c. à. d. lorsque la vessie ne fonctionne pas comme elle le devrait, mais d'une manière et à des intervalles irréguliers, elle determine alors des maladies diverses; « c'est pour cela, dit Galien, VI *de morbo*, « qu'il existe un genre d'altération que l'on nomme altération « de sécrétion, dont on connaît plusieurs espèces; l'une d'elles « provoquant l'excrétion fréquente d'une grande quantité « d'urine quand la maladie est dans la vessie, s'appelle diabète. » Celle-ci n'a rien de commun avec la maladie de Monseigneur, puisqu'il pisse souvent et en petite quantité. Il en existe une autre espèce, c'est quand le malade pisse peu et souvent et que ces deux phénomènes ont lieu sans incommodité et sans douleur; cette affection s'appelle dysurie. C'est pourquoi Jean de Tornamire, dans son *clarificatorium*, définit la dysurie, l'action de pisser peu, souvent, mais librement. Donc notre malade n'est pas atteint de dysurie; car, s'il pisse peu et souvent, il ne pisse pas sans difficulté, et la plupart du temps même il pisse avec douleur et avec une ardeur d'urine. On voit d'après cela que notre malade n'est pas à proprement parler atteint de dysurie.

« La force expulsive de la vessie peut encore être altérée d'une autre manière. C'est lorsque le malade pisse peu et souvent, avec peine et avec un sentiment de chaleur, d'ardeur d'urine. C'est de cette maladie que Monseigneur est atteint, et non de strangurie, puisqu'il n'y a point chez lui de rétention; il n'y a pas non plus de diabète, puisqu'il ne pisse ni beaucoup ni souvent; enfin il n'y a pas à proprement parler dysurie, puisque l'émission de l'urine n'est pas libre, ainsi que nous l'avons dit, et que le malade pisse fréquemment, en petite quantité, et avec difficulté.

« Ces conséquences résultent de notre étude sur la maladie de Monseigneur, maladie dont le diagnostic est très-difficile, car un grand nombre de docteurs de notre temps confondent entre elles ces différentes affections et leur donnent souvent un nom qui ne leur appartient pas, ce que démontre une étude attentive des faits.

« 3° Quant à la 3e question qui consiste à savoir quelle est la cause de cette ardeur, Galien, dans son 6e livre des maladies internes, Avicenne, 19, § 3, et tous les modernes pensent que les causes de l'ardeur d'urine sont de deux sortes. L'une serait l'acreté de l'urine par suite de son mélange avec des humeurs brûlées et noirâtres qui la rendent acre, corrosive et mordicante, l'autre serait l'ulcère de la vessie; et afin de bien apprécier cette dernière cause, nous allons rechercher, à l'aide des signes propres à cette maladie, si la vessie est ulcérée. Ces signes sont au nombre de cinq, parmi lesquels trois sont signalés par Hippocrate : ce sont la présence du sang ou du pus dans les urines et leur odeur fétide, signes que nous n'avons pas reconnus dans les urines de notre malade qui par conséquent n'est pas atteint d'ulcère de la vessie.

« Deux autres signes ont été indiqués par Gilles de Corbeil (dans son traité *de Usibus)*, et par plusieurs auteurs modernes.

Ce sont la douleur locale et le dérangement des fonctions de l'organe. Dans les ulcères de la vessie la douleur est permanente, et à ce sujet Avicenne, 18°, 3. *capitulo de signis ulcerum renum et vesice*, dit : « que la douleur dans les ulcères de la vessie, « s'accompagne d'exacerbations qui reviennent à toute heure « *(commotio cum hora)*. » Et maître Jean de Tornamire, signalant dans son *clarificatorium* la différence qui existe entre l'ardeur d'urine dépendant d'un ulcère et celle que provoque l'acreté de l'urine, s'exprime ainsi : « Lorsque cette maladie est due à l'ulcère, le patient souffre constamment, mais lorsqu'elle dépend de l'acreté de l'urine, il ne souffre que par intervalles. » Monseigneur ne souffrant pas d'une manière continue, mais seulement à des intervalles plus ou moins longs, n'a donc pas d'ulcère dans la vessie.

« Nous en dirons autant de la lésion des fonctions expulsives, car nécessairement cette lésion accompagne la maladie comme l'ombre suit le corps.

« 3° De *Morbo*. Dans cette maladie la force expulsive n'est pas altérée d'une manière continue, mais seulement par intervalles plus ou moins rapprochés, de mois en mois par exemple, ce qui prouve que l'ardeur d'urine chez notre malade n'est pas due à un ulcère mais bien à l'acreté de l'urine. Un autre signe le démontre encore, c'est que parfois le malade rend des urines de couleur de résine, ce qui prouve, quand ce phénomène se produit sans fièvre, qu'une humeur noire venant du foie ou des reins, descend dans la vessie, et, suivant Jean de Corbeil, si l'urine pendant la fièvre est de couleur résineuse, elle apporte un grand dommage à la santé, dommage moins grand à la vérité quand ce phénomène a lieu sans fièvre. Il est à craindre dans tous les cas que cette humeur caustique ne produise l'inflammation des reins.

« De ce qui précède nous conclurons que cette ardeur d'urine ne dépend pas d'un ulcère mais bien du mélange d'une humeur acre avec l'urine, humeur provenant du foie ou des reins ; que cette maladie est symptomatique, ayant démontré qu'elle n'existait pas par elle-même, en d'autres termes, qu'elle n'était pas essentielle. Ajoutons que l'excitation qui la caractérise tient à la qualité corrosive de l'urine mais non à sa quantité, quelque minime qu'elle soit. Nous dirons enfin qu'elle est de sa nature expulsive et non contentive, car ainsi que le dit Galien, IV *de interioribus*, cap., 1°, les efforts expulsifs sont déterminés par la qualité du liquide et les contentifs par sa quantité.

« Ces considérations démontrent que l'illustre (*gloriosus*) maître Pierre André de Toulouse n'avait pas suffisamment recherché la cause de la maladie de Monseigneur lorsqu'il dit que cette cause est une rétention d'urine contractée pendant la tenue de quelque saint concile, car la rétention d'urine provoque la strangurie, mais non l'ulcère de la vessie ni l'ardeur d'urine.

« Nous ajouterons que dans sa consultation il s'est prononcé légèrement et contradictoirement en affirmant qu'il pourrait survenir plus tard chez le malade une émission d'urine à la fois insensible et douloureuse. L'état de douleur impliquant nécessairement l'état de sensibilité, il y a là une contradiction manifeste. Dans des cas semblables tous les auteurs de médecine déclarent que si l'on ne parvient pas à guérir cette ardeur d'urine, l'ulcération de la vessie en est la suite.

« 4° Nous tirerons les indications générales du traitement de ce canon d'Avicenne ainsi conçu : la première chose à faire c'est de ramener les humeurs de l'état d'acreté, d'ardeur, d'amertume et d'irritation à leur état de pureté et de température normale, et cela au moyen des remèdes rafraîchissants et humectants.

« Il faudra ensuite, de temps en temps, de mois en mois par exemple, peut-être plus tôt, purger le malade, avec la casse, le tamarin, ou la rhubarbe, et laver et nettoyer le corps avec le petit-lait de chèvre (*cero caprino*). On évitera surtout le mouvement, car Sérapion, 4° *Breviarii*, dit à ce sujet : « Le moyen « le plus efficace pour guérir la faiblesse des reins, c'est le « calme et le repos, parce que le mouvement échauffe les « reins et distend leurs canaux, en outre il excite les humeurs « et les rend plus rapides et plus fluides, » toutes choses que l'on doit éviter dans la maladie de Monseigneur.

« Mais après avoir convenablement détrempé et ramené les

humeurs à l'état de fraîcheur convenable, il faudra fortifier les reins et la vessie, et provoquer en rapprochant et en raffermissant les parties, le resserrement, la contractilité de leurs ouvertures. Si dans le cours de la maladie quelque partie de ces organes devient le siége d'une plaie ou d'un ulcère, il importe d'y porter remède au moyen des diurétiques énergiques et à l'aide des stupéfiants; on devra suivre alors le conseil d'Avicenne et se rappeler ce qu'il dit *in capitulo renum* : » Lorsque les reins et la « vessie sont malades ou douloureux, il ne faut pas faire usage « des tablettes de semences (diurétiques) ; car la douleur aug- « mente par la contraction et la stupéfaction qu'elles détermi- « nent, au contraire de l'eau tiède, qui, prise en quantité conve- « nable, ne contracte ni ne stupéfie les organes. »

« Je laisse aux médecins ordinaires du malade le soin d'appliquer les remèdes particuliers aux accidents qui peuvent se présenter. Je les laisse libres aussi de corriger ce qu'ils jugeront convenable, protestant du reste que tout ce que j'ai dit, je l'ai dit sans m'écarter du respect et de l'honneur que je leur dois. »

Dans toute consultation, il est trois points importants qui doivent s'en dégager : le diagnostic, le pronostic et le traitement. Le diagnostic doit d'abord être posé ; c'est le point le plus important ; ce n'est qu'après que la maladie a été reconnue qu'on peut en prévoir l'issue, et surtout prescrire le traitement.

Il faut convenir qu'après avoir lu attentivement l'éclaircissement de Pierre Ferrand sur la maladie de Mgr Jean du Châtel, malgré les lumières qu'il emprunte à Galien et à Avicenne, surnommé le prince des médecins, Galien restant toujours le roi; en un mot, malgré tout le secours des doctrines galéniques, éclairées par l'Ecole arabe et les Commentaires de médecins comme Tornamire, Gilles de Corbeil et autres encore, on n'est pas fixé sur cette affection, car il ne porte pas de diagnostic.

C'est en vain qu'il déploie toutes les ressources d'une dialectique digne d'Aristote, comme s'il discutait une thèse *quod-*

libétaire ou *cardinale.* Après avoir essayé un diagnostic différentiel entre la strangurie, le diabète et la dysurie, les seules maladies de vessie citées par Galien qui se rattachent à l'état de son malade, il conclut que ce n'est ni la strangurie, ni le diabète, ni même la dysurie, et il ajoute très-doctoralement que son malade pisse peu, avec peine et avec un sentiment de chaleur et d'ardeur d'urine.

Ces conséquences résultent, dit-il, de son étude sur la maladie de Monseigneur, « maladie dont le diagnostic est très-difficile; car un grand nombre de docteurs de notre époque confondent ensemble ces différentes affections et leur donnent un nom qui ne leur appartient pas. »

A défaut d'autre diagnostic, contentons-nous donc de savoir que Mgr Jean pisse peu, avec peine et un sentiment de chaleur et d'ardeur d'urine.

Etait-ce une cystite, une hypertrophie de la prostate, la présence d'un calcul, un simple rétrécissement de l'urèthre, ou toute autre affection; il est impossible de répondre, et le champ toujours fécond des hypothèses reste ouvert.

Quant à la cause de cette ardeur, elle dépend, pour Pierre Ferrand, de l'acreté de l'urine, et non d'un ulcère de la vessie. Cette acreté est causée par la présence d'une humeur noire, acre, mordante, venant du foie ou des reins, ce qui fait que la maladie est symptomatique et de nature expulsive.

C'est bien le langage ridicule de cette médecine humorale qui dégénère si souvent en pathologie burlesque.

La méthode qui guide la clinique de Pierre Ferrand et de tout le moyen âge consiste à s'emparer du premier symptôme objectif que présente le malade, et prenant là-dessus Galien, Rhazès ou Avicenne, on se met à discuter à perte de vue pour ne constater souvent, comme dans la consultation présente, que les symptômes dont le malade se plaint. Les médecins de ce temps n'examinaient pas le malade, mais ils l'interrogeaient beaucoup; les symptômes rationnels sont les seuls dont ils tiennent compte pour arriver au diagnostic. Il est juste cependant de reconnaître que les moyens d'investigation, qui depuis ont fait tant de progrès, n'existent pas ou sont à l'état rudimentaire; mais tels qu'ils sont, ils ne les emploient que fort rarement.

Pourquoi ne pas employer, pour éclairer le diagnostic de la maladie de Monseigneur, le cathétérisme, connu et pratiqué par Celse et par Galien, qui se servaient déjà de sondes métalliques? Pourquoi? parce qu'on préfère le raisonnement à toute exploration physique; c'est l'éducation de l'époque.

Son pronostic se résume dans la crainte que l'ardeur d'urine ne détermine un ulcère de la vessie. Nous avons eu la curiosité de rechercher, dans le *Gallia Christiana*, la date de la mort de Jean du Châtel, pour savoir si sa mladie avait eu rapidement un dénouement funeste, et si les craintes de Pierre Ferrand s'étaient réalisées. Or, nous trouvons que Johannes de Castro mourut le 15 septembre 1475, et fut inhumé le 26 dans l'église de Carcassonne, près le grand autel. C'est donc 20 ans après la consultation de Pierre Ferrand, datée du mois de septembre 1455, que succombait Mgr du Châtel. Succombait-il même à sa maladie de vessie ou à toute autre affection, nous l'ignorons. Dans tous les cas, sa maladie ne devait pas être très grave; et, s'il avait consulté beaucoup de médecins, comme nous l'apprend Pierre Ferrand, elle était en réalité plus gênante que dangereuse. Il faut croire aussi que les traitements qu'on lui conseilla lui furent utiles, ou du moins inoffensifs; et plus heureux que l'empereur Adrien, il n'a pas eu le droit de faire graver comme lui sur son tombeau : « *Le grand nombre des médecins m'a tué!* »

Le traitement prescrit dans la consultation ne consiste, en effet, que dans des tisanes rafraîchissantes et humectantes; de temps en temps, chaque mois, un purgatif, avec la casse, le tamarin ou la rhubarbe, et l'usage du petit-lait de chèvre, *serum caprinum,* pour laver et nettoyer le corps; enfin, le repos.

Les stupéfiants, les diurétiques, ne sont indiqués que si les douleurs devenaient trop fortes, si les caractères de la maladie s'aggravaient.

Il laisse prudemment de côté, et nous ne l'en blâmons pas, toute cette pharmacopée arabe dont nous trouvons les formules, aussi complexes que bizarres, dans les vieux antidotaires du XVIe siècle. Tout, dans cette prescription, y est benin, anodin, insinuatif, détersif, carminatif, délayant, émollient, lénitif, tempérant, humectant, rafraîchissant, comme dans le compte de l'apothicaire du *Malade imaginaire*. Evidemment cela vaut mieux.

Mais il est plusieurs questions toutes naturelles qui se présentent à notre esprit. Qu'est-ce que c'était que ce Pierre Ferrand, dont nous ne connaissons pas les titres, car il n'en fait nulle mention dans son éclaircissement? Etait-il docteur ou simple licencié? à quelle Faculté appartenait-il? dans quelle ville exerçait-il la profession médicale? Il est très-difficile de répondre catégoriquement. Cependant, nous sommes à peu près certains qu'il devait être docteur, car il met souvent son opinion en opposition avec celle de ses confrères, qui avaient le droit de porter le bonnet carré. Le ton d'autorité qu'il prend vis-à-vis des médecins ordinaires, dans sa consultation, nous en fournit une preuve. Il était donc docteur et probablement de la Faculté de Montpellier, car lorsqu'il cite des commentateurs modernes, il ne parle surtout que des médecins de cette Faculté, tandis qu'il attaque vivement maître Pierre André, régent en médecine de la Faculté de Toulouse, dont notre Ecole possède encore le portrait avec la date de sa mort en 1486. Quoiqu'il le traite tout d'abord d'illustre (*gloriosus*), précaution oratoire habile pour faire une critique plus acerbe, il trouve qu'André n'a pas suffisamment recherché la cause de la maladie de Monseigneur, lorsqu'il l'attribue à une rétention d'urine contractée pendant la tenue de quelque saint Concile; enfin, qu'il s'est prononcé légèrement et contradictoirement, en affirmant qu'il pourrait survenir plus tard une émission d'urine à la fois insensible et douloureuse. C'est toujours l'*invidia pessima medicorum*. Il n'aurait sans doute pas traité ainsi un docteur de sa Faculté. D'ailleurs, nous le savons, les règlements s'y opposaient.

Où exerçait-il? Peut-être à Montpellier, à Narbonne; il est très-difficile de le savoir, ce sont de simples suppositions. Nous ne pensons pas qu'il eût sa résidence à Carcassonne, car il dit à la fin de sa consultation : « Je laisse aux médecins ordinaires du malade le soin d'appliquer les remèdes particuliers aux accidents qui pourraient se présenter. Je les laisse libres aussi de corriger ce qu'ils jugeront convenable. » D'après cela, il est permis de croire que, si la consultation a été faite à Carcassonne, il avait été appelé par Mgr Jean du Châtel.

Tel qu'il est, cet *éclaircissement raisonné*, auquel Pierre Ferrand devait attacher un grand prix, puisque, pour le conserver, il l'avait transcrit sur son manuscrit des œuvres de Tornamire, copiées par le bachelier Caverius, présente surtout un grand intérêt, parce qu'il appartient à une époque où l'autorité de Galien, encore incontestée, va bientôt subir les plus rudes assauts.

Nous touchons au XVIe siècle, où l'esprit de libre examen, s'attaquant à la doctrine catholique elle-même, s'affranchit de l'autorité papale, et ne respectant pas plus les croyances religieuses que les traditions de l'école, va secouer le joug d'Aristote et s'introduire dans la médecine.

Singulière destinée des choses humaines ! C'est Galien, dont l'influence semblait identifiée avec celle d'Aristote, qui inspire au génie ardent et audacieux de Ramus l'irrévérence de toucher à cette arche sainte du moyen âge, la philosophie scolastique.

Un jour, en lisant les œuvres du médecin de Pergame, il vit que Platon était appelé le plus grand des dialecticiens. Surpris de cet hommage, il commence à lire les Dialogues du disciple de Socrate. Quel changement ! plus de règles subtiles, plus d'arguments méthodiques. On discute avec le bon sens ; on rappelle à l'homme sa liberté de jugement, on lui recommande de s'en rapporter à la raison plutôt qu'à l'autorité. A partir de ce moment, on brise les liens de cette logique scholastique, de cette terrible logique qui avait enchaîné l'intelligence humaine durant tout le moyen âge, et on commence, comme Ramus, à socratiser un peu. Celui qui socratise un des premiers, dans ses Essais, avec un charme inimitable, c'est Michel Montaigne, ce doux sceptique, un peu épicurien, qui prétend que *beaucoup savoir apporte occasion de plus douter*. Et pour achever cette révolution morale et philosophique, un génie bouffon, un Triboulet populaire, portant à la fois la robe du prêtre et du médecin, atteint dans son Pantagruel les limites des plus grandes hardiesses qu'il déguise habilement sous une forme burlesque ou des saillies sans conséquence.

Rabelais, Montaigne, Ramus, sont en France les grands philosophes du XVIe siècle, les véritables ancêtres de la libre pensée. Mais cet esprit de libre examen, ce génie de rénovation qui inspire les lettrés et les savants, est surtout favorisé par la découverte de l'imprimerie transformant l'Europe entière en un véritable forum où la parole, bien autrement puissante que sur les places publiques d'Athènes et de Rome, s'adresse à la fois et arrive distincte à un immense auditoire. Ce fut l'arme irrésistible qui assura le succès de cette révolution.

Alors tout s'agrandit, tout s'éclaire ; on refait le système planétaire, on découvre de nouveaux continents, les bornes du monde physique moral et intellectuel s'élargissent en ouvrant de splendides horizons (1).

La médecine, immobilisée jusque-là dans Galien et par l'autorité de Galien, participe comme toutes les sciences à cet essor, à ce mouvement révolutionnaire qui est la marche impatiente du progrès social longtemps arrêté.

A ce moment surgit un audacieux novateur, Théophraste Paracelse, avec tous les défauts et toutes les qualités d'un chef d'école, une éloquence entraînante, une imagination vive, des airs inspirés, une confiance en lui-même allant jusqu'à l'impudence et une bizarrerie d'idées, une violence de langage qui le font considérer, tantôt comme un homme de génie, et tantôt comme un fou. Sa doctrine, c'est la négation des idées théoriques de Galien, des quatre éléments et de leurs qualités fondamentales. C'est l'appel à l'expérience, à l'observation pour chercher ce qui guérit. Entendez-le dans ses imprécations extravagantes contre Galien et dans son enthousiasme délirant pour ses découvertes alchimiques.

« Race de païens, vous n'êtes que des cuisiniers avec vos laitues et vos cataplasmes. Nous, nous employons les forces vives

(1) Les grandes découvertes de la fin du XVe et du commencement du XVIe siècle.

contenues dans les métaux. Comme la neige n'ébranle pas les Alpes, ainsi vos outrages n'ébranlent pas notre monarchie (doctrine). Que je plains l'âme de Galien ! » Puis se redressant avec une insolente fierté, il ajoute encore : « Pour ne pas hanter la Cour des rois, est-ce que j'en vaux moins? Un serment vous rend-il plus habiles? Les boucles de mes souliers en savent plus que Galien et Avicenne. Un jour viendra où le ciel produira des médecins qui connaîtront les arcanes, les mystères, les teintures. Quel rang aurez-vous alors ? »

Ce jour est venu, et déjà la quinine, l'atropine, la morphine et bien d'autres alcaloïdes, arcanes tant souhaitées de Paracelse, sont là pour prouver que malgré les égarements de sa pensée et ses folles prétentions à une domination absolue, il y avait au moins dans sa doctrine le germe de la chimiâtrie.

C'est à Paracelse, ce spagyriste illuminé, que Thomas Eraste, son implacable adversaire, traitait de vagabond impudent, d'insolent souffleur de cendres, que revient sans conteste l'initiative d'avoir osé attaquer les doctrines galéniques. La violence de ces attaques, par leur exagération même, avait dépassé le but; mais désormais l'impulsion est donnée, les premiers coups ont été portés, d'autres novateurs vont continuer l'œuvre.

Après lui, c'est Van-Helmont, qui pour asseoir les fondements de sa science nouvelle, commence, comme tous les réformateurs, à faire table rase du passé. Il est autant l'adversaire d'Aristote que de Galien. « La logique des écoles n'enfante, dit-il, que jactance et désordre; celui qui m'enseigne la préparation de la pierre calaminaire me démontre quelque chose, mais celui qui aligne un argument en *barbara* ou en *baroco* ne m'apprend rien, sinon une science de mots. »

Malgré leur violence et leur acharnement, les attaques de Paracelse et de Van-Helmont n'auraient peut-être pas ébranlé l'autorité de Galien, si à la même époque, François Bacon de Verulam, vicomte de Saint-Alban, lord chancelier d'Angleterre, ne fût venu poser les bases fécondes de la méthode expérimentale ou de l'induction. Esprit supérieur doué d'un véritable génie philosophique, sa division des connaissances humaines a servi de plan à l'encyclopédie de Diderot et d'Alembert, et nul plus que lui n'a contribué au développement de tous les progrès modernes. Grâce à sa méthode, la physiologie, l'anatomie, la chirurgie personnifiées dans les Servet, les Pecquet, les Aselli, les Harvey, les Vésale, les Paré, font les découvertes les plus importantes qui transforment l'ancienne médecine.

Ce fut, en effet, un rude coup pour la physiologie de Galien, que la découverte de la circulation du sang, une des plus grandes qui aient jamais honoré l'esprit humain, et qui ne tarda pas à s'imposer par son évidence, malgré l'opposition systématique de Riolan et les épigrammes de Guy-Patin, qui appelait circulateurs les sectateurs d'Harvey (1). Plus que tout autre cependant cet intrépide partisan de la saignée, qui laisse bien loin pour l'emploi de la phlébotomie tous les docteurs Sangrado ou les plus fervents adeptes de Broussais, qui citait et commentait souvent le vers de Joachim du Bellay :

O sainte, o bonne, o divine saignée,

et qui répétait sans cesse avec admiration cet aphorisme de Botal : « le sang dans le corps humain est comme l'eau dans une bonne fontaine, plus on en tire, plus il s'en trouve, » aurait dû, ce nous semble en bonne logique, adopter un des premiers la découverte de la circulation.

Car il ne faut point croire que son enthousiasme pour la saignée n'était que platonique ; joignant au contraire bravement la pratique à la théorie en vrai Tomès (2), il saignait, saignait toujours, saignait quand même, sans s'arrêter devant l'âge ni le sexe, le tempérament ni la maladie. Il nous parle dans ses lettres d'un vieillard de 80 ans qu'il a saigné onze fois en six jours ; d'un enfant de 7 ans, treize fois en quinze jours. C'est par centaines qu'il a saigné des enfants de deux et trois mois, il en a même saigné une fois un de trois jours. En médecin convaincu de l'efficacité de son traitement, il ne l'appli-

(1) *Circulator* en latin, charlatan.
(2) Tomès, signifie saigneur.

que pas seulement aux clients, mais il en use aussi largement pour sa famille et pour lui-même. Ainsi, il saigne sa femme douze fois pour une fluxion de poitrine, son fils vingt fois pour une fièvre continue, et il se fait saigner sept fois pour un simple rhume.

Cette thérapeutique d'ailleurs n'était pas exclusive au spirituel doyen de la faculté de Paris; c'était à peu près celle de tous ses confrères du XVIIe siècle, et pour être édifié là-dessus, on n'a besoin que de lire quelques pages du journal de la santé de Louis XIV par ses premiers médecins Valot, Daquin et Fagon, et on verra avec quelle facilité ils versaient même le sang royal.

Cependant la découverte d'Harvey fut universellement reconnue, et Riolan et Guy-Patin, après une vive opposition, furent obligés d'admettre la circulation du sang.

Les doctrines galéniques, déjà fortement ébranlées, allaient succomber tout à fait devant une autre découverte qui détruisait la pierre angulaire de la pathologie de Galien.

Gaspard Aselli, en 1622, découvrit, par un heureux hasard, les vaisseaux lymphatiques de l'intestin qu'il appelait les veines lactées. Trompé par les apparences et imbu des théories régnantes, il faisait aboutir au foie les vaisseaux chylifères. Jusque-là rien n'était compromis dans les conséquences pathologiques. Mais en 1649, un Français, Pecquet, acheva la démonstration en faisant voir que la terminaison des chylifères n'est pas au foie, comme on l'avait prétendu jusqu'alors, mais au réservoir auquel il donna son nom. En conséquence, le chyle se jetait directement dans le sang sans passer par le foie: C'était trop, le foie et Galien étaient attaqués de tous les côtés ensemble; c'était l'édifice entier qui croulait. D'une part, par la découverte d'Harvey, l'origine des veines n'était plus au foie, puisque la circulation était un cercle complet; d'autre part, le chyle ne s'y rendait plus comme par le passé. *On avait changé tout cela.*

On raconte que lorsque Pecquet alla exposer sa découverte à la Faculté de Montpellier, dont il était docteur, les professeurs de cette école célèbre l'écoutèrent attentivement et furent obligés de se rendre à l'évidence des faits qu'il leur mettait sous les yeux; mais que l'un d'eux résumant leur pensée à tous en face d'un événement si imprévu, s'écria douloureusement : *Quid de nostra fiet medicina?* Oui, c'en était fait de leur médecine, le règne de Galien et du foie était définitivement passé, et les réformateurs prétendaient que cet organe était mort et qu'il ne fallait plus songer qu'à l'enterrer. L'un d'eux, Thomas Bartholin, alla même jusqu'à lui faire un épitaphe, et lorsqu'on lui poussait des arguments tirés des fonctions du foie, il répondait imperturbablement : « C'est impossible, puisqu'il est mort. » Désormais, la médecine galénique avait vécu.

Cependant, dépassant le but, ainsi qu'il arrive toujours dans l'ardeur de toutes les réformes, si l'anatomie et la physiologie de Galien, base de sa pathologie, étaient fausses, nous reconnaissons aujourd'hui que le foie, qui remplit des fonctions multiples, joue un rôle important dans l'élaboration du sang, et qu'il participe à ce qu'on est convenu d'appeler l'*hématopoïèse*.

En signalant le manuscrit de Tornamire et en donnant de la publicité à la consultation de Pierre Ferrand, mon but a été de montrer par un document rare, intéressant, toute l'influence et toute l'autorité dont jouissaient les doctrines galéniques à la fin du moyen âge. J'ai cru aussi qu'il était utile, pour expliquer cette influence, de tracer une esquisse de l'origine, du développement et de la fin du galénisme; en un mot de sa grandeur et de sa décadence. L'histoire des sciences humaines est le flambeau de la vérité ; car, en nous faisant connaître les erreurs déjà commises, elle nous empêche de tomber dans des fautes semblables. A ce point de vue, c'est la meilleure base du progrès ; et quand même elle ne remplirait pas toujours ce but, je crois qu'elle est bonne au moins, comme le dit Montaigne, à frotter et à limer notre cervelle contre celle d'autrui.

Clarificatio speculativa in casu Reverendissimi in Christo Patris et domini, domini Johannis Carcassonensis Episcopi, facta Carcassone per me P. Ferandi anno domini 1455 et die sexta mensis septembri.

Galienus in secundo de Interioribus, ostendens que sunt illa que medicus debet principaliter in curatione morborum investigare, dicit sic :

« Si vis bonam famam adquirire et esse dilectus ab omnibus ex » medicina, non ex sophisticis sermonibus, poteris illud esse; sic enim » faciendum est : cum inveneris membrum infirmum, quere utrum » passio sit per se, vel per aliud; deinde cujus sit passio ejus : ex hiis » enim, ex membro et ejus causa passionis cognoscitur curatio. »

(C'est la paraphrase de cet aphorisme d'Hippocrate : *Naturæ morborum curationes ostendunt*).

Ex quibus verbis patet quod quatuor sunt que principaliter debent a medico investigari in curatione cujuslibet passionis.

In casu igitur domini, sequendo consilium Galieni, primo particulam passientem investigabo; 2° egritudinem ejus, et 3° causam egritudinis; 4° an passio ista sit per se vel per colligam : quibus habitis faciliter habebuntur remedia.

Pro primi igitur investigatione, pro fundamento subpono illud fundamentum Galieni (1° de Morbo, capitulo 1°), videlicet quod illud membrum est sanum quod potest exercere solitas operationes sine impedimento, et illud membrum est egrum quod non potest exercere operationes sibi debitas, nisi cum impedimento sensibili et manifesto. Sed vesica in casu Domini non potest exercere operationes sibi debitas per naturam nisi cum lesione et sensibili impedimento : ergo vesica est egra et per consequens particula passiens; minor patet quum non potest urinam continere ut debet, nec eam expellere nisi cum dolore, ardore. Et hoc pro primi investigatione.

Pro secundi investigatione, scilicet que sit ista passio in vesica, subpono pro fundamento illud dictum Galieni (in secundo Cogni. canone

13° A), videlicet quod passiones vesice et omnium membrorum interiorum habent ex tribus investigari vel ex uno trium : 1° Ex lesionibus operationum ; 2° ex illis que inde egrediuntur, et 3° ex dolore loci.

Investigando igitur passiones vesice ex lesione operationum ejus, premittendum est, primo illud quod dicitur a Galieno (in secundo Cogni. in canone 14° A), ubi dicit : « Nocetur autem, et operatio aut leviter, aut mediocriter, aut omnino non fit ; » ex quibus patet quod actio lesa quandoque aufertur, quandoque diminuitur, quandoque corrumpitur.

Actio igitur expulsiva vesice que est urinam expellere, quandoque totaliter aufertur, itaque nihil expellit de urina, sed tota retinetur; quandoque expulsiva diminuitur, itaque totam urinam non expellit, sed eam in parte retinet.

Et ista duo nocumenta, scilicet actio diminuta et totaliter ablata, ad idem genus morbi pertinent nec in causa differunt nisi secundum intensum et remissum, et hoc vult Galienus VI° de morbo canone VI.

Ista igitur duo dicta nocumenta expulsive vesice, puta quum expulsiva est ablata vel diminuta, faciunt stranguriam, et ideo dicit Galienus (VI de morbo) quod cum vesica urinam expellere nequit aut ejus collum est opilatum, hec duo stranguriam faciunt ; et magister Johannes de Tornamira in expositione super VI de morbo dicit quod strangurla pertinet ad exiens retentum, quum in strangurla retinetur vel tota urina, quando expulsiva est ablata, vel aliqua pars, quando est diminuta; et in suo clarificatorio dicit exponens rubricam Rasis, capitulo de stranguria 1°, de strangulata et retenta urina in toto : quando actio est ablata vel in parte, quando actio est diminuta; et ideo dicitur stranguria de stringo, stringis, quum urina stringitur et retinetur.

In casu autem Domini ad propositum applicando, neque actio expulsiva vesice est totaliter ablata, neque diminuta, quum urina non retinetur, sed mingit satis, licet in diversis vicibus ; ideo patet quod sua passio non est stranguria.

Actio autem ista expulsiva vesice quandoque corrumpitur, scilicet non expellit ut debet sed modo et tempore inconvenientibus, et quia diversimodo corrumpitur, diversas facit passiones, et ideo dicit Galienus VI de Morbo ; « est et aliud genus quod est de corrupta purgatione » et hoc genus multas habet species, nam quandoque multam expel» lit urinam et sepe, et tum fit passio in vesica que dicitur diabe» tica. » Que, ut notum est, non est in casu Domini quum licet

Dominus sepe mingat, non tamen multum. « Aliud cum vesica expellit sepe urinam et in pauca quantitate et hoc dupliciter quia vel expellit sepe et paucum libere et sine offensione et dolore, et tunc fit passio que proprie dicitur dissuria. » Undè magister Johannes de Tornamira in suo clarificatorio dicit quod dissuria est pauca et sepissima sed libera minctura. In casu autem Domini, licet sit pauca et sepissima minctura, minctura non tamen est libera, sed potius cum ardore et dolore. Ideo patet quod propriè non est dissuria.

« Aliud ex corruptione expulsive. » Expellitur paucum et sepe, cum nocumento, offensione, ardore et dolore, et ista passio appellatur ardor urine, et hoc est passio Domini et non stranguria cum non sit retenta urina, nec diabetica cum non expellatur multum et sepe, nec proprie dissuria cum non sit in eo libera minctura, ut dictum est, sed sepissima et pauca cum offensione.

Et hoc est pro investigatione passionis vesice Domini, in quo est multa difficultas, cum multi doctorum nostrorum in talibus passionibus nomina confundant et unam nomine alterius nominent, ut patet diligentius intuenti.

Pro tertii autem investigatione, scilicet que sit causa passionis istius, scilicet ardoris urine, vult Galienus in sexto de Interioribus et Avicenna 19, 3 §. et omnes moderni, quod cause ardoris urine sunt due, una est acuitas urine, ratione humorum calidorum, adustorum, mixtorum cum urina, ratione quorum urina redditur acuta, pungitiva et mordicativa, alia est ulcera in vesica. Et ideo pro noticia cause istius ardoris investigandum est per signa ulcerationis vesice, an vesica sit ulcerata. Signa autem ulcerationis vesice sunt proprie quinque, quarum tria ponuntur ab Hippocrate et sunt sanguis et sanies et fetor in urina, quæ in urina Domini, ut notum est, non comperiuntur, ex quo non videtur quod in eo sit vesica ulcerata.

Alia autem duo signa ponuntur ab Egidio in *Usibus* et ab aliis modernis : et sunt dolor partis et actio lesa. In ulceribus autem vesice est dolor continuus et ideo dicit Avicenna, 18. 3, capitulo de Signis ulcerum renum et vesice, ubi dicit : « et quandoque associatur dolor in ulceribus vesice, cui est commotio cum hora. » Et magister Johannes Tornamira in suo Clarificatorio, assignans differentiam inter ardorem urine factum ab ulcere et factum ab acuitate urine, dicit quod quando est ab ulcere, quod patet, quando dolet continuè, quando autem fit ab acuitate non dolet continuè. Sed Dominus non dolet continuè, sed solum peryodice et interpolate. Ergo non est ulcus.

Item ex actione lesa, que est expulsiva; nam actio lesa necessariò sequitur morbum velut umbra corpus.

3° De morbo. Sed expulsiva non leditur in eo continuè, sed solum interpolatè, de mense in mensem : ex quibus relinquitur quod talis ardor non sit ex ulcere, sed solum ex acuitate urine, et hoc etiam patet per aliud signum, nam Dominus quandoque consuevit mingere urinas cum colore *inopos* (1), ex quo colore, quando sine febri apparet, arguitur humor adustus venire ab hepate et renibus ad vesicam. Unde Egidius :

> Si color est in opos, fert detrimenta saluti;
> In febre contra, minus est, sine febre, timenda,
> Nam renes aut opar succendit causticus humor (2).

Quia ergo constat ex precedentibus quod talis ardor non fit ex ulcere, sed ex permixtione humorum calidorum cum urina venientium ab epate ad renes et vesicam, patet quod est morbus per colligantiam et non per se ut 2° ex Interioribus declaratur. Patet etiam quod cum talis incitatio fiat a qualitate pungitiva urine et non a quanto, quum non agregatur nimia quantitas urine, patet quod est nocumentum expulsive et non contensive, nam, ut dicit Galienus VI° de Interioribus, cap° 1° : Expulsiva incitatur a quali, contensiva autem a quanto.

Ex quibus patet quod ille gloriosus dominus magister Petrus Andree, Tholosanus, insufficienter causam passionis Domini investigavit cum dixit quod causa fuit retentio urine facta in aliquo venerabili concilio. Licet enim ex retentione urine fiat stranguria, non tamen ulcus nec ardor urine.

Item etiam insufficienter et contradictoriè pronosticatus in suo regimine facto in casu Domini, cum dixit quod potest pervenire ad insensibilem et dolorosam urine emissionem. Dolorosum enim essentialiter includit sensum et sic est ibi directa contradictio. Omnes tamen actores medicine in tali pronosticantur quod nisi talis ardor corrigatur, veniet ad ulcerationem vesice.

Ad curam, primo pro fundamento et generali intentione deducatur ad opus ille canon Avicenne cum dicit : Primum oportet re-

(1) Mot hybride dont il serait difficile de rendre compte, mais où domine le grec ὀπός, gomme, résine.

(2) Ce sont trois vers de Gilles de Corbeil.

ducere humores ab acuitate, caliditate, amaritudine et bauracitate (voracitate) ad dulcedinem et frigiditatem, et hoc cum dieta tendente ad frigidum et humidum.

Item etiam quandoque, ut de mense in mensem vel citiùs, purgare cum cassia fistularia, vel tamaride, vel reubarba et lavare et mundificare cum cero caprino (1), evitando motum de quo dicit Serapio 4° Breviarii sic : Gloriosior curatio debilitatis renum est tranquillitas et quies, quod est quia motus calefacit renes et dilatat eorum meatus, acuit humores et eos mobiles et flexibiles reddit : Que omnia sunt in casu Domini evitanda.

Post debitam autem lavationem et reductionem humorum ad frigiditatem, tunc esset locus confortandi renes et vesicam stringendo meatus eorum, conglutinandi et consolidandi si aliquid videatur abrasum vel ulceratum in processu temporis, cavendo tamen a fortibus diureticis, et ab stupefacientibus, et hoc juxta consilium Avicenne in Fen. 18° 3. et in 19° ejusdem 3. ubi sic dicit : « et recordare ejus quod dictum est tibi in capitulo renum, quod cum renes et vesica sunt egri aut dolorosi non appropinques pastillum de seminibus, (augmentatur enim dolor cum attractione), neque stupefacientia, quinymo aqua tepida per quantitatem qua non attrahat nec stupefaciat aliquid. »

Aliqua autem particularia relinquendo discretioni medicorum particulariter in casu Domini operantium, quorum omnia sint dicta cum honore, correctione et reverentia.

FERANDI.

(1) *Lege : sero*, de *serum*, petit-lait.

Toulouse, Impr. Louis & Jean-Matthieu Douladoure

www.ingramcontent.com/pod-product-compliance
Ingram Content Group UK Ltd.
Pitfield, Milton Keynes, MK11 3LW, UK
UKHW021318190726
13839UKWH00007B/1983